AF332642

RÉFLEXIONS PSYCHOLOGIQUES

SUR L'EMPLOI

DE LA NEURINE

DANS LES

ABERRATIONS MENTALES,

PERTE DE LA MÉMOIRE, ETC., ETC.,

Présentées à l'Académie impériale de Médecine, à la Société de Médecine pratique, à la Société des sciences médicales, etc.

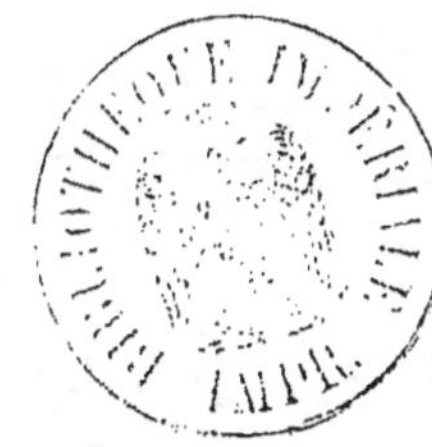

PAR M. SMITH,

médecin anglais.

———◄❦►———

PARIS

IMPRIMERIE DIVRY ET Cᵉ,

RUE N.-D. DES CHAMPS, 49.

1862

NOUVELLE THÉORIE

POUR RÉTABLIR

AU MOYEN DE LA NEURINE

LES

FONCTIONS NORMALES DU CERVEAU

AFFAIBLI PAR DES

causes accidentelles ou naturelles.

———→ ⚬⚬ ←———

> Conjecturalem artem esse medicinam ra-
> tionemque conjecturæ talem esse, ut cum
> sæpius aliquando responderit, interdum ta-
> men fallat.　　　　　(CELSE, lib. II.)

Les observations qui suivent ont été suggérées par une suite d'expériences et de déductions physiologiques, démontrant certaines lois de la nature, dont l'harmonie étant perdue par de nombreuses causes inhérentes ou accidentelles, nous conduisent à la pathologie et à son satellite inséparable, la thérapeutique.

C'est aux hommes de savoir, et surtout à mes confrères que ces lignes sont adressées ; c'est d'eux que j'attends un jugement impartial, espérant un verdict dégagé de toute prévention, sur une matière jusqu'ici aussi négligée, aussi peu comprise, et qui, pendant des siècles, est restée stationnaire.

Je dois à plusieurs auteurs de précieuses données, et je n'ai ni la prétention, ni le droit de m'attribuer la découverte de la substance organique qui fait l'objet de ces quelques lignes; mais ce que je revendique, c'est le mérite (si toutefois il y en a) de l'application *de ce remède* chez de nombreux sujets atteints de ces affections, et je serai largement récompensé par la conscience d'avoir puissamment contribué à la guérison de toute une classe de maladies.

Quoique nous ayons une extrême répugnance pour tout ce qui ressemble à de la publicité, il est de notre devoir de répandre, pour l'avantage de nos semblables, une vérité dont nous sommes pénétrés. En effet, combien d'existences ont été prolongées par la publicité donnée à l'huile de foie de morue, et à d'autres analeptiques?

Sans doute, bien du mal et bien des erreurs peuvent résulter de l'emploi inconsidéré des mêmes moyens, lorsque la spéculation commerciale est leur seule raison d'être; mais quand on ouvre toutes les portes à l'examen, et que l'on n'a recours à aucun agent secret, la bonne foi d'un public confiant est protégée, et ceux-là même qui sont les moins compétents dans ces matières peuvent profiter des avantages qu'on leur annonce.

On doit reconnaître que c'est à Fourcroy, à Vauquelin, à Lassaigne, de Blainville, Fremy et Berzélius que revient l'honneur d'une analyse partielle du cerveau, quelque incomplète qu'elle soit, et quoique, à beaucoup d'égards, le résultat soit loin d'être satisfaisant.

L'activité intellectuelle du cerveau est d'autant plus grande que la proportion du solide est supérieure à celle du fluide, le premier contenant ces produits particuliers, les acides cérébrique et oléophosphorique, ainsi que beaucoup de prin-

cipes immédiats, principes qui sont tous du plus grand inté-
rêt pour le psychologue comme pour le physiologiste, et
dont la nature chimique n'est même pas généralement
connue.

J'ai constaté chez des sujets dans la force de l'âge et de
l'intelligence, que, en moyenne, la pesanteur spécifique re-
lative du cerveau est 1034, le cervelet 1041, au pont de
Varole 1040 ; en moyenne 1039. Les parties solides du cerveau représentent 14 p. 100 de son poids spécifique. Chez
les enfants elles ne dépassent pas 10 p. 100. Chez les aliénés
et les idiots elles n'atteignent pas cette moyenne ; mais chez
ces derniers, le fait le plus remarquable, c'est l'infériorité
numérique de quelques-uns des principes élémentaires que
l'on trouve ordinairement dans un cerveau jouissant de la
plénitude de la force et de l'intelligence.

La *neurine*, la plus importante de toutes les substances
organiques connues, par la combinaison des atomes (ou
atomes composés) nitrogénés et phosphorés, d'une nature
albuminée particulière, devient le modificateur le plus certain et la plus efficace de notre principal centre nerveux.

En voici la composition chimique et la manière de la préparer :

Neurine (de νευρον, nerf), substance organique secrétée
par le cerveau, composée des principes immédiats, non
cristallisable, opaque, semi-fluide, formée dans l'organisme
même ; elle a des bases azotées, phosphorées et sulfurées ;
elle se décompose facilement.

La neurine, dans sa composition élémentaire, a une certaine analogie avec l'albumine. Ses proportions chimiques
sont ainsi composées : C. 54625, H. 7235. Az. 15675, Ox.
Souf. Ph. 22465. Malgré qu'on lui ait donné le nom d'albu-

mine cérébrale, ni sa constitution moléculaire, ni ses propriétés ne lui ressemblent. Ainsi sa réaction est alcaline, il s'y trouve une petite quantité d'une matière oléagineuse, non saponifiable; de plus, elle a une organisation spéciale possédant une force rotatoire assez considérable, et déviant les rayons polarisés à gauche.

Tels sont les caractères principaux de cette substance étrange, qui possède, en outre probablement, quelques principes immédiats qui échappent à nos recherches.

Le meilleur mode pour la préparer consiste à faire macérer la substance cérébrale bien découpée dans de l'alcool bouillant à 40°, et la laisser huit jours en contact; il est de la plus haute importance que cette opération soit faite dans le vide. Le liquide alors prend une apparence particulière, tenant en soluté la neurine, des matières grasses, les acides cérébrique et phosphorique de la cholestrine, etc., etc. Il ne reste qu'à séparer la neurine par filtration qui reste dans le filtre; on la lave alors avec de l'éther, et on la filtre de nouveau.

La cervelle étant un des tissus qui fonctionnent le plus activement, exige plus de nourriture et de repos que tout autre organe; nourriture et repos qui doivent être proportionnés aux besoins de ces fonctions; car, quoique la nature, dans sa prévoyance, lui ait déjà accordé un dixième de toute la masse du sang que lui envoie incessamment le cœur (ce qui doit paraître une quantité énorme, en comparaison de son poids qui ne représente que la quarantième partie du corps entier), le cerveau est souvent appauvri dans ses éléments les plus vitaux, appauvrissement qui le rend incapable de présider à nos innombrables actions, et par lequel il devient inhabile à remplir ses fonctions multiples.

Il est certain que la fatigue morale, l'anxiété d'esprit, et beaucoup d'autres causes entravent la nutrition du cerveau, ce qui, après un grand travail de l'esprit, peut être facilement démontré par les dépôts phosphatiques ou autres qui se trouvent en abondance dans la principale secrétion, l'urine; dépôts qui, dans cette circonstance, sont pour la plupart éliminés du cerveau, de même que nous voyons que, dans la même sécrétion, se manifeste l'urée après l'épuisement et conséquemment la déperdition de la puissance musculaire. Les absorbants du cerveau sont aussi dans un constant état d'activité qui peut également être influencé par beaucoup de causes. Quand la nutrition des centres nerveux s'opère imparfaitement, il en résulte une dépression ou exaltation dans toutes les fonctions organiques et intellectuelles du cerveau, et nonobstant son immense vascularité et le repos (le sommeil), l'équilibre de son état normal ne peut être rétabli.

On ne saurait révoquer en doute que les différentes parties du cerveau ont à remplir différentes fonctions, qui répondent à des facultés distinctes, et exigent l'intégrité du *tout*, pour le libre exercice de ces fonctions nerveuses et psychologiques, dont l'ensemble formait probablement l'*archeus* de Van Helmont, et l'idée plus élevée et plus poétique de Stahl, sous le nom d'*anima;* et le même principe forme aussi le trait le plus saillant dans la plupart des ouvrages de John Hunter. Descartes différait de ces savants en plaçant le siége de la même puissance dans la glande pinéale. Sir Charles Bell a démontré la même propriété spéciale des nerfs vertébraux; et les belles expériences de M. Flourens prouvent l'indépendance complète des fonctions cérébrales.

Il est donc évident qu'une partie distincte, quelle qu'elle soit, peut être affectée par les causes énoncées plus haut, ou en vertu d'un état pathologique, tel que l'anémie, le diabète, etc., etc., et beaucoup d'autres maladies qui causeraient également une perte de nourriture, et conséquemment les fonctions des centres nerveux seront altérées.

C'est une erreur de supposer que les connaissances accumulées dans l'esprit, ou les impressions faites sur le cerveau soient jamais effacées ; elles ne demandent que l'agent nécessaire pour faire disparaître cet état d'oubli que nous pourrions appeler « mémoire latente » ; et quoique bien des années aient pu s'écouler entre des impressions reçues, cet état de sommeil cesse, comme le réveil succède au songe, quand l'action fortifiante de la neurine existe normalement en quantité suffisante, ou est sagement administrée, elle donne une impulsion qui contribue à rappeler les connaissances et les faits déjà accumulés. Beaucoup d'autres facultés de l'esprit seront également modifiées de la même manière, par les mêmes moyens, ainsi que nombre d'affections dépendant de la même cause, ou même un commencement de ces mêmes affections, tels que l'hypocondrie, l'affaiblissement prématuré, les différentes formes de l'hystérie, l'obscurcissement de la vue, perte de la mémoire, les maux de tête habituels, quelques cas d'épilepsie et de paralysie, les maladies de la moelle épinière, la faiblesse musculaire et d'autres affections ; car pourquoi ne posséderions-nous pas les moyens de rendre au cerveau, comme aux autres organes, la force et la santé ? Et comme nous avons réduit la cervelle à un quarantième du poids de tout le corps, et sa partie *intellectuelle* à 14 p. 100, les 86 parties qui restent ne contiennent rien dont nous ne puissions parfaitement nous rendre compte ; conséquemment l'étude de son état de santé ou de maladie doit être grandement facilitée.

On peut objecter que cet obstacle vient de ce que nous connaissons moins bien ses fonctions, son anatomie, sa composition chimique et son état pathologique.

Sans doute il est humiliant pour nous qu'il y ait encore certains points qui soient « *sub judice* » ; mais quelle maladie n'en est pas là ? La perfection, pour quoi que ce soit, n'est atteinte que par l'esprit d'investigation ; cet esprit qui suppose et exige lui-même toute la force de l'intelligence. Car quelle partie de la science médicale peut être aussi élevée et aussi sublime que la connaissance des nombreuses fonctions et des agents modificateurs du mécanisme qui règle toutes nos actions, et duquel émane toute notre intelligence ; cette intelligence qui, en nous séparant de la brute, nous élève bien au-dessus d'elle.

N'avons-nous pas, pour beaucoup de maladies, certains spécifiques dans lesquels nous plaçons une confiance absolue, dont l'action est constante, et qui manquent rarement de modifier l'économie, ou certains organes, selon la nature spéciale des agents employés ? Il n'y a pas le moindre doute à l'égard de l'influence de la quinine sur la rate, de la digitale sur le cœur, de la belladone pour le relâchement des muscles, des diurétiques, etc., etc. De même donc que l'on administre le fer, l'électricité et d'autres toniques pour fortifier et entretenir la force musculaire, ou suppléer à sa perte, de même, et peut-être mieux encore, selon nous, on pourrait appeler la neurine comme agent thérapeutique dans les vésanies et autres affections du cerveau.

Comme l'état normal du corps dépend de l'accomplissement et de la régularité de certains phénomènes chimiques, soit directs soit indirects (par dédoublement ou catalyse), propriété particulière au tissu vivant, de même l'état normal des fonctions intellectuelles (fonctions qui sont tout à fait distinctes de la vie animale) exige le parfait accomplissement de certains autres phénomènes ; car, sans leur intégrité, nous ne sommes que de la matière animale. Quand l'équilibre nécessaire pour maintenir la santé du corps est perdu, il résulte bientôt dans les fonctions de l'économie une perturbation et la maladie. Il en est de même de cette merveilleuse officine où s'élaborent et se transforment les éléments nécessaires et arrivent à cet état duquel dépendent toutes nos facultés.

Quand il y a perturbation dans son action régulière, l'équilibre est perdu et le moral devient plus ou moins affecté, en proie à une des nombreuses formes de l'aliénation ou a une démence complète, de même que le corps peut être affecté d'un simple rhume ou d'un état de fièvre plus compliqué ; car la force et la santé des facultés intellectuelles exigent d'abord une saine organisation de la cervelle elle-même, santé qui dépend de la constante abondance de nourriture que la nature fait tous ses efforts pour fournir ; mais quand cette alimentation s'arrête, soit par insuffisance dans les éléments qui sont nécessaires pour élaborer cette même nourriture, soit par tout autre obstacle mécanique ou chimique s'opposant aux modifications moléculaires et catalytiques de ces éléments, et par là causant une diminution dans la vitalité, suivie bientôt d'une totale inaction. Quoiqu'il n'y ait aucune loi certaine qui règle les variations de la santé *physique* ou de la santé *intellectuelle,* cependant quand, dans la première, il y a perturbation de l'état normal, quelle qu'en soit la forme, nous avons toujours un remède à notre disposition ; de là, et par certains faits physiologiques, tels que l'abondante excrétion de quelques-uns des principes élémentaires, semblables à ceux trouvés dans la substance en question, après une grande fatigue intellectuelle, l'anxiété d'esprit, etc., etc., et les quantités relatives trouvées dans les différents cerveaux, selon l'intelligence non-seulement de l'homme, mais également chez les animaux, chez qui on en trouve une moindre quantité à mesure que l'on descend l'échelle des êtres organisés, il est bien naturel de conclure que certaines affections de l'esprit, affections qui, il est triste de le reconnaître, tendent à augmenter chez l'homme, sont inflencées par la présence d'une quantité de neurine plus ou moins grande, et qu'il y a un avantage incontestable à l'administrer chaque fois qu'elle est en quantité insuffisante chez un sujet, comme, par exemple, dans la perte de la mémoire, dans l'idiotisme, l'imbécillité, la démence, les excès, la perte d'énergie, etc., et chez les enfants dont les facultés intellectuelles sont retardées dans leur développement. Les causes de l'aberration mentale dans ces formes aussi variées que multiples et les altérations dans la condition anatomique et chimique du cerveau n'ont jamais été recherchées à fond par ceux même dont la vie entière a été consacrée au traitement de l'aliénation. Ces causes et ces altérations ne sont pas mieux connues par les praticiens de nos jours qui se sont attachés à cette spécialité qu'elles ne l'ont été aux médecins des siècles passés, et quoique d'autres branches de la science médicale continuent à marcher et à avancer, celle-ci semble trouver un point d'arrêt. C'est presque la même et vieille formule, quel que soit le cas. « Les facultés intellectuelles du malade sont lésées, donc, privation de liberté, saignées, douches, etc., » telle est la triste ignorance et la pratique de nos jours. La *nature* de la maladie est complétement inconnue. Bichat disait : « Qu'est l'obser-

vation si l'on ignore où siége le mal? » Tant que cet état
de choses continuera, le traitement de l'aliénation sera em-
pirique et non basé sur un diagnostic sain et sûr. Depuis
1775 l'augmentation des aliénés est dans une proportion
plus grande que celle du chiffre progressif de la population,
augmentation qui très-probalement finira par dépasser la
proportion actuelle, et dans quelques générations, ce qu'il
serait facile de démontrer mathématiquement, si rien ne
vient arrêter cette tendance, les personnes saines d'esprit seront l'exception, et l'aliénation amènera l'extinction de la
race civilisée, catastrophe dont la pensée devrait paraître de
la plus grande importance pour le moraliste comme pour
le législateur. Ces réflexions sont appuyées par les récents
rapports parlementaires dont la chambre des communes
d'Angleterre a ordonné la publication en juillet 1860, rapports dans lesquels nous trouvons un fait aussi triste que
surprenant; c'est qu'en Angleterre, sur 600 personnes il y a
un aliéné ou un idiot, incapable d'accomplir les obligations
ordinaires de la vie. La tension continuelle de l'esprit que
produit la constitution vicieuse de la société moderne, l'am-
bition, la politique, qui exalte l'imagination par des alter-
natives d'exaltation et de prostration finissent par rendre le
cerveau impuissant à régler les actions de l'homme, et de là
le nombre toujours croissant des monomaniaques et des aliénés. Nos ancêtres nous étaient bien supérieurs au moral
comme au physique, et, quoique leur esprit fût beaucoup
moins cultivé, il n'était pas sujet à autant d'altérations
morbides; mais à mesure que nous avançons dans la civi-
lisation et dans les agitations de notre condition sociale actuelle, les facultés intellectuelles s'affaissent et les affections
mentales suivront la même proportion que la marche et le

progrès de la science, malgré l'opinion de Locke, de Priestley et de Condorcet, que la perfectibilité des facultés intellectuelles est illimitée et par conséquent le progrès indéfini. Nos devanciers n'ignoraient pas cela, puisqu'au premier siècle déjà Festus trouvait dans le savoir excessif de saint Paul une accusation de démence contre cet apôtre, et quoiqu'il y ait et qu'il doive toujours y avoir de nombreuses et brillantes exceptions, néanmoins une proportion effrayante de nos populations suit une voie qui finira infailliblement par altérer l'intelligence et laissera un triste héritage aux générations futures. Si, d'ailleurs, nous consultons la statistique, nous voyons que les intelligences les plus cultivées fournissent une triste preuve de ces assertions. Les mathématiciens, les musiciens, les individus qui s'occupent de sciences abstraites, et qui s'efforcent de dépasser la mesure de la capacité intellectuelle que la nature leur a départie à une époque où ils ne sont pas en état de rendre les impressions faites sur un cerveau mieux conditionné, la perte étant proportionnelle à l'activité de ces fonctions, tout cela détruit l'équilibre, et il en résulte une incohérence dans les idées qui revêt bien des formes diverses. Mais, dans beaucoup de cas, si l'état de la partie intellectuelle du cerveau n'avait pas été négligé (car Laplace dit : Les vibrations du sensorium sont assujetties aux lois de la dynamique), les mêmes causes n'auraient pas produit ces pernicieux effets. Quand le corps est délicat ou légèrement affecté, on a immédiatement recours à quelques moyens pour ramener la force et la santé ; mais il n'en est pas ainsi de l'intelligence ; cette source suprême, d'où émane chacun de nos actes dans l'ordre civil et religieux, ne trouve pas de secours pour fortifier, neutraliser ou éloigner et détruire l'affection morbide qui arrête le jeu régulier de ses fonctions.

Pour l'efficacité de la neurine et l'avantage qu'il y a à l'administrer dans certains cas, nous citerons entre autres les suivants :

Hypocondrie. Le colonel S., sujet en apparence sain et vigoureux, présentait, à un degré avancé, tous les symptômes de l'hypocondrie depuis quatre ou cinq ans ; son état était tel que la vie lui était devenue à charge, et que souvent il avait eu des idées de suicide. Après m'être assuré que les organes intérieurs étaient parfaitement sains, et avoir employé les névrosthéniques ordinaires et les antispasmodiques sans succès, je commençai l'emploi de la neurine, en la donnant matin et soir. Au bout de quinze jours de traitement, il y avait une amélioration marquée. Je le continuai encore un mois environ, et le malade fut si convaincu des progrès que sa santé avait faits qu'il se considéra et se considère comme guéri. Aux dernières nouvelles que j'ai eues de lui, il était complétement bien.

Perte de mémoire. Mademoiselle B., âgée de 22 ans, après une fièvre typhoïde qui fut sur le point d'avoir une issue fatale, ayant été presque une semaine dans un état de délire et excessivement affaiblie, sa convalescence fut très-longue. Environ dix mois après que sa santé était passablement rétablie, elle se plaignait d'oubli, quoique avant sa maladie elle aimât à réciter par cœur de longs morceaux de poésie. Depuis sa maladie, elle a tout à fait perdu cette faculté, et elle peut à peine se rappeler les noms des amis qu'elle voit constamment, ou une chose passée depuis vingt-quatre heures ; elle a en outre une expression idiotique, et la chose la plus insignifiante excite son hilarité. Elle avait pris des toniques de toute espèce, des bains de mer, etc., mais l'intelligence était restée dans un triste état d'altération. Je lui ai administré de la neurine matin et soir. Au bout de trois mois de traitement, ses facultés intellectuelles étaient remontées à leur ancien niveau ; elle avait recouvré complétement sa mémoire.

Épuisement par excès de travail. M. M., homme de lettres, âgé de 60 ans, jouit d'une bonne santé, n'a jamais eu de maladie sérieuse, s'occupe continuellement de travaux littéraires, et a une intelligence supérieure. Quelque temps avant que je le visse, il avait été occupé plus que d'ordinaire par le désir de terminer un ouvrage qui exigeait une profonde application ; il avait tellement travaillé qu'il avait été obligé d'interrompre son travail pour de violents maux de tête qu'il attribuait à la contention d'esprit ; ses idées alors devinrent confuses ; il y avait tremblement des mains, impuissance de mémoire, insomnie pendant trois ou quatre nuits, dépôt abondant dans la principale sécrétion, et il semblait craindre de devenir aliéné. Je lui donnai deux fois par jour de la neurine, combinée avec du cyanure de potassium ; le second jour, il dormit assez bien. Après avoir employé la neurine sans cyanure pendant quinze jours, il paraît parfaitement rétabli ; il a depuis repris ses occupations littéraires, et prend quelquefois des pilules de neurine quand il croit avoir dépassé les limites ordinaires de son travail.

Hystérie. Madame A., dame américaine, âgée de 26 ans, tempérament lymphatique, mariée depuis quatre ans, a été dès l'âge de quatorze ans sujette à des attaques d'hystérie commençant par le globe ou boule hystérique, des pa—

roxysmes de rire et de pleurs alternatifs. La plus légère émotion produit cet état; par exemple, si elle entend jouer un morceau de musique plaintive, si elle s'anime dans une conversation, si elle supporte la moindre contradiction, ou si elle voit son mari causer avec une autre femme, elle a infailliblement une attaque d'hystérie. Cet état l'avait obligée de renoncer à toute société. Après avoir consulté les hommes les plus éminents de New-York et de Londres, qui lui prescrivirent sans succès de nombreux antispasmodiques et des préparations de fer, elle a pris de la neurine. Au bout de deux mois qu'elle a suivi ce traitement, les attaques ont diminué peu à peu, et ont disparu complétement au bout d'un traitement de six mois par la neurine.